FACULTÉ DE MÉDECINE DE PARIS.

N° 411.

THÈSE

POUR

LE DOCTORAT EN MÉDECINE,

Présentée et soutenue le 15 *novembre* 1839,

Par C.-J.-J. BALLAY, de Boulogne-sur-Mer

(Pas-de-Calais),

Ex-Interne de l'Hôtel-Dieu de Rouen.

I. — Des symptômes de l'ictère spasmodique.
II. — Causes, signes et terminaisons des grossesses extra-utérines.
III. — Des muscles qui concourent au mouvement d'expiration.
IV. — Comment reconnaître le sel ammoniac mélangé avec la matière des vomissements?

(Le Candidat répondra aux questions qui lui seront faites sur les diverses parties de l'enseignement médical.)

PARIS.

IMPRIMERIE ET FONDERIE DE RIGNOUX,
IMPRIMEUR DE LA FACULTÉ DE MÉDECINE,
Rue des Francs-Bourgeois-Saint-Michel, 8.

1839

FACULTÉ DE MÉDECINE DE PARIS.

Professeurs.

M. ORFILA, DOYEN.	MM.
Anatomie	BRESCHET.
Physiologie	BÉRARD (aîné).
Chimie médicale	ORFILA.
Physique médicale	PELLETAN.
Histoire naturelle médicale	RICHARD.
Pharmacie et Chimie organique	DUMAS.
Hygiène	ROYER-COLLARD, Examinateur.
Pathologie chirurgicale	MARJOLIN. GERDY.
Pathologie médicale	DUMÉRIL. ....
Anatomie pathologique	CRUVEILHIER.
Pathologie et thérapeutique générales	ANDRAL.
Opérations et appareils	RICHERAND.
Thérapeutique et matière médicale	TROUSSEAU.
Médecine légale	ADELON.
Accouchements, maladies des femmes en couches et des enfants nouveau-nés	MOREAU.
Clinique médicale	FOUQUIER. BOUILLAUD. CHOMEL. ROSTAN, Président.
Clinique chirurgicale	JULES CLOQUET. SANSON (aîné). ROUX. VELPEAU.
Clinique d'accouchements	DUBOIS (PAUL).

Agrégés en exercice.

MM. BAUDRIMONT, Examinateur.
BOUCHARDAT.
BUSSY.
CAPITAINE.
CAZENAVE.
CHASSAIGNAC.
DANYAU.
DUBOIS (FRÉDÉRIC).
GOURAUD.
GUILLOT.
HUGUIER, Examinateur.

MM. LARREY.
LEGROUX.
LENOIR.
MALGAIGNE.
MÉNIÈRE.
MICHON.
MONOD.
ROBERT.
RUFZ.
SÉDILLOT.
VIDAL.

Par délibération du 9 décembre 1798, l'École a arrêté que les opinions émises dans les dissertations qui lui seront présentées doivent être considérées comme propres à leurs auteurs, et qu'elle n'entend leur donner aucune approbation ni improbation.

A MM. HELLIS ET FLAUBERT,

Médecin et Chirurgien en chef de l'Hôtel-Dieu de Rouen.

Hommage de leur Élève reconnaissant.

C.-J.-J. BALLAY.

QUESTIONS

SUR

DIVERSES BRANCHES DES SCIENCES MÉDICALES.

I.

Des symptômes de l'ictère spasmodique.

Avant de traiter des symptômes de l'ictère sapasmodique, il nous semble qu'une question fondamentale se présente à résoudre : *Y a-t-il réellement un ictère spasmodique?* A ce sujet, des opinions opposées ont divisé la science. La plupart des anciens considéraient l'ictère comme une maladie essentielle; ils l'étudiaient indépendamment des altérations dont il est si souvent le symptôme; ils l'avaient divisé en un grand nombre d'espèces et de variétés. En opposition avec cette opinion exclusive, des nosologistes plus modernes n'ont vu dans l'ictère qu'un symptôme de maladie, et non une maladie elle-même. Pinel, dans sa *Nosographie philosophique*, fait entendre que dans aucun cas, chez l'adulte, la jaunisse n'est une affection essentielle; il n'en parle que comme d'un symptôme ou d'une complication de quelque autre maladie. La même idée, partagée par Nysten, M. Louyer-Villermay, est exprimée fort clairement par Grimaud (*Traité des fièvres*) : « La jaunisse, en soi, n'établit aucune maladie déterminée; elle peut dépendre de maladies très-différentes, qu'il faut nécessairement connaître pour la traiter convenablement. » M. le professeur Andral semble pencher vers cette opinion. Se défiant, non sans raison, du préjugé populaire qui rapporte constamment la jaunisse à l'influence des causes morales, il réduit considérablement l'étendue du rôle qu'on leur a fait jouer : «Nous ne nions pas, dit-il (*Cours de pathologie interne*, t. II, p. 251), que des personnes ne soient devenues jaunes peu d'instants après l'action d'une cause morale; mais n'est-il pas possible que cette cause ait été une simple coïncidence, et qu'un homme sur le point d'être atteint de cholihémie (nouveau nom imposé à l'ictère par M. Piorry) ait éprouvé alors une affection morale vive? La croyance vulgaire est que la jaunisse est la conséquence d'affections morales: dès lors il n'est pas d'ictérique qui ne recherche, aussitôt qu'il devient jaune, s'il n'a pas été soumis à l'action de causes semblables; de là, des narrations faites au médecin qui l'exposent à se méprendre sur le véritable point de départ de la maladie... Nous ne nions pas que des personnes aient vu l'ictère suivre une impression morale vive; mais nous ne pouvons accueillir leurs faits comme preuve de l'influence directe qu'exercent les causes morales dans la production de la jaunisse, que lorsqu'ils auront constaté, par la mensuration exacte du foie et de la vésicule, ou par la sonorité des gros intestins, qu'il n'y a pas, dans ces cas, des causes matérielles de la cholihémie.» Tout en indiquant la tendance de M. le professeur Andral à rattacher l'ictère, comme symptôme, à quelque autre altération, les citations que nous venons de lui emprunter laissent entrevoir un doute, établissent une sorte de moyen terme entre les deux opinions exclusives, dont l'une considérerait l'ictère comme une maladie constamment déterminée, et l'autre n'en ferait jamais qu'un symptôme. Cette opinion intermédiaire, adoptée d'ailleurs par la plupart des praticiens, et qui consiste à considérer la jaunisse, tantôt comme symptomatique, tantôt comme essentielle, se trouve beaucoup plus nettement exprimée dans un autre ouvrage du même auteur (*Clinique médicale*, t. IV, p. 221). Dans l'énumération des circonstances au milieu desquelles peut apparaître l'ictère, le professeur comprend une émotion morale vive, une grande frayeur, une forte colère, etc. : «Souvent alors, dit-il, l'apparition de la jaunisse est instantanée. Quelle en est alors la cause? L'émotion morale a-t-elle déterminé une duodénite? Cela est au moins fort douteux; et je serais plutôt porté à admettre que la cause de l'ictère doit être alors placée dans le plexus nerveux, si remarquable et par son volume et par sa double origine, dans les centres nerveux de la vie animale et de la vie organique, qui entre dans le foie avec les vaisseaux, et s'y distribue avec eux. » Assurément, ici l'influence nerveuse est bien explicitement admise : ainsi, d'accord avec l'expérience et avec l'autorité imposante dont nous cherchons à nous appuyer, nous serons fondé à dire que, dans l'état actuel de la science, on doit admettre encore deux espèces bien distinctes d'ictère, l'ictère symptomatique et l'ictère essentiel; et c'est à cette dernière espèce que conviendront le plus ordinairement les dénominations d'ictère nerveux ou spasmodique; en un mot, et pour nous résumer, si les progrès de la symptomatologie et de l'anatomie pathologique ont fait disparaître de la science, à son grand profit, les nombreuses et subtiles divisions de l'ictère admises par les anciens, si l'ictère symptomatique s'est considérablement enrichi, qu'on nous passe l'expression, aux dépens de l'ictère essentiel, il est incontestable aussi que ce dernier ne saurait être entièrement rejeté : il doit tenir sa place dans le cadre nosologique, et nous devons nous attacher à en reconnaître et à en décrire les symptômes.

En cherchant à nous maintenir, autant que possible, dans les limites de la question, nous ne saurions cependant isoler complétement l'étude des symptômes de l'ictère spasmodique de celle des causes qui peuvent le déterminer. Relativement à l'étiologie de cette espèce, on en a admis jusqu'à cinq variétés : 1° ictère par affection subite de l'âme; 2° par affection lente de l'âme; 3° par douleur physique; 4° par irritation du canal intestinal; 5° par morsure d'animaux venimeux. La première variété nous semble être véritablement le type de l'espèce, et constituer, à proprement parler, l'ictère spasmodique; quant à l'influence des affections lentes de l'âme, le plus ordinairement, sinon toujours, leur action se porte primitivement sur le canal intestinal, et, par conséquent, cette variété nous paraît devoir être restituée à l'ictère symptomatique, ainsi que la quatrième. Pour ce qui est de la troisième, elle existe bien réellement, et on pourrait en rapprocher, dans un certain nombre de cas, ce dont quelques auteurs ont fait une espèce particulière sous le nom d'*ictère traumatique*. Il est légitime aussi de ranger dans la classe des ictères spasmodiques celui qu'on dit avoir vu succéder subitement à la morsure d'animaux venimeux, à l'ingestion d'un verre d'eau à la glace, à un excès vénérien, etc. Dans quelques cas rares, enfin, l'ictère des femmes enceintes a pu être rapporté à la même classe. Nous nous abstenons, à dessein, de mentionner ici l'ictère des nouveau-nés, dont l'étiologie a d'ailleurs été l'occasion des mêmes dissidences que l'ictère des adultes.

A la suite de quelqu'une des causes que nous venons d'énumérer, soit qu'il y ait eu ou non, et ce dernier cas est le plus rare, quelque phénomène antérieur, tel que, anxiété épigastrique, vomissement d'aliments, pâleur de la face, apparaît avec une rapidité variable, mais, en général, très-grande, le symptôme le plus saillant de l'ictère, c'est-à-dire la coloration jaune de la conjonctive et des téguments. Dans l'espèce qui nous occupe, la couleur jaune ne procède pas, ordinairement du moins, par gradation : elle est presque immédiatement générale, mais toujours plus sensible à la conjonctive, aux portions les plus transpirables de la surface cutanée, et notamment aux parties supérieures. Quant aux cas d'ictères partiels, parfaitement bornés à une moitié du corps, ou irrégulièrement limités à des surfaces d'étendue variable, les rares exemples qu'en citent les auteurs échappent à toute explication, et doivent être relégués au nombre des faits curieux.

L'intensité de la couleur varie depuis une nuance à peine jaunâtre, jusqu'aux teintes les plus foncées du jaune, du vert, et même, a-t-on dit, jusqu'au noir. La peau, ainsi colorée, est généralement sèche ; il n'est pas rare qu'elle soit le siége d'un prurit assez incommode. Quand la sueur se manifeste, elle est assez fréquemment colorée en jaune, et imprègne le linge de la même couleur. *Postérieurement* à l'apparition de la couleur jaune des téguments, et ceci est un des traits caractéristiques de l'ictère spasmodique, les urines, après avoir été limpides et abondantes, prennent une teinte jaune plus prononcée que dans l'état normal. Cette teinte, comme celle de la peau, se fonce de plus en plus; elles deviennent safranées, rougeâtres, vertes, ou même brunes avec un reflet verdâtre; spumeuses d'abord, elles sont ensuite plus épaisses, et laissent déposer un sédiment quelquefois d'une couleur très-foncée: elles rougissent ordinairement plus ou moins le papier bleu de tournesol, verdissent ou déposent en vert par l'addition d'acide nitrique. Ces phénomènes chimiques disparaissent peu à peu, en même temps que la coloration des urines et des téguments, à mesure que la maladie marche vers la résolution. Dans l'ictère, enfin, il y a ordinairement constipation ou excrétion de matières fécales rares, décolorées, grisâtres; il semble qu'il y ait eu véritablement soustraction de la matière colorante fournie habituellement par la bile à la masse excrémentitielle.

Quant aux symptômes généraux, dans l'espèce qui nous occupe, ils se présentent rarement: lorsqu'ils ont lieu, ils se rapportent surtout à un trouble des fonctions cérébrales qui peut quelquefois aller jusqu'à un délire assez intense, mais ordinairement passager. Ici nous ne trouvons pas l'abattement, la mélancolie, qui accompagnent si souvent l'ictère dépendant d'une affection chronique. Les fonctions digestives sont rarement parfaitement intactes: mais qu'il y a loin de ce léger embarras, caractérisé par de l'inappétence, un enduit jaunâtre de la langue, quelques vomissements, aux symptômes caractéristiques d'une lésion profonde du tube digestif! L'ictère spasmodique n'est pas, en général, accompagné de fièvre, ou si la fièvre s'allume, elle n'offre jamais ni la forme ni la durée de celle qui accompagne les phlegmasies ou les dégénérescences organiques de l'appareil biliaire. Enfin l'absence de tous les symptômes locaux ou généraux qui révèlent une altération du tube digestif ou du foie et de ses canaux excréteurs, ou bien quelque obstacle mécanique à la circulation de la bile, en un mot, les signes que l'on peut appeler *négatifs*, complètent le tableau de l'ictère spasmodique.

En résumé, l'ictère spasmodique pourra le plus ordinairement être distingué de l'ictère symptomatique: 1° Par la rapidité de son invasion à la suite d'une cause plus ou moins bien déterminée, et en l'absence des signes qui révèlent un mauvais état antérieur ou actuel du canal digestif ou de ses annexes, notamment du foie et des conduits biliaires; avouons toutefois, à ce sujet, qu'un certain nombre d'altérations du foie, et même de dégénérescences, ont pu exister longtemps sans donner de signe positif de leur présence, en sorte que le médecin peut être fréquemment embarrassé de fixer le véritable point de départ de la maladie. 2° Par le développement de la coloration jaune des téguments, avant que les urines aient éprouvé aucune modification, tandis que le contraire a lieu, en général, dans l'ictère symptomatique. 3° Par la marche plus rapide de la maladie vers la résolution. 4° Enfin par l'absence assez ordinaire des symptômes généraux.

II.

Causes, signes et terminaisons des grossesses extra-utérines.

La science possède un nombre déjà très-considérable d'observations de grossesse extra-utérine, et chaque jour des faits nouveaux viennent s'y ajouter. L'appréciation variable de tous ces faits par les différents auteurs a dû apporter de grandes variétés dans leur classification. Ainsi, pour ne citer que les auteurs les plus modernes, tandis que M. le professeur Velpeau, dans la deuxième édition de son *Traité d'accouchements*, publié en 1835, rejette la grossesse ovarique, et n'admet que trois espèces: 1° la grossesse péritonéale ou abdominale; 2° la grossesse tubaire; 3° la grossesse interstitielle, M. Dezeimeris, dans un travail enrichi de tous les faits connus, et publié en 1836 dans le *Journal des connaissances médico-chirurgicales*, reconnaît jusqu'à dix espèces de grossesse extra-utérine, dont nous donnons ici la nomenclature: 1° grossesse ovarique; 2° sous-péritonéo-pelvienne; 3° tubo-ovarique; 4° tubaire; 5° tubo-abdominale; 6° tubo-utérine interstitielle; 7° utéro-interstitielle; 8° utéro-tubaire; 9° utéro-tubo-abdominale; 10° abdominale. Cette dernière espèce divisée elle-même en deux variétés : grossesse abdominale primitive; grossesse abdominale secondaire. Il n'entre pas dans notre sujet de mettre d'accord ces deux classifications, en apparence si différentes, de décider si plusieurs des espèces de M. Dezeimeris ne sont réellement que des variétés de celles de M. Velpeau; si, dans le plus grand nombre des cas, ce n'est, comme nous le présumons d'ailleurs, que par suite d'un travail de développement ou de transformation, que certaines grossesses ont pu se modifier, et donner naissance à des espèces nouvelles. Ces questions ardues, que le scalpel le plus habile ne parvient pas toujours à trancher, ne sauraient d'ailleurs éclairer que médiocrement l'étude des signes obscurs à l'aide desquels les différentes espèces de grossesse extra-utérine sont quelquefois si difficilement distinguées. Elles ont, selon nous, plus d'importance sous le rapport anatomo-pathologique que sous le point de vue pratique; nous devions seulement ici, et nous l'avons fait, indiquer l'état actuel de la science, relativement à cette partie de la tocologie. Nous nous en tiendrons à la classification de M. Velpeau, qui, plus simple en elle-même, suffit dans tous les cas pour coordonner les différents éléments des causes, des signes et des terminaisons que nous devons traiter spécialement.

Causes. — Les causes de la grossesse extra-utérine, de l'aveu de presque tous les auteurs, ne peuvent être déterminées d'une manière bien précise. Certaines conditions anatomiques ou pathologiques de l'utérus ou de ses annexes y doivent assurément donner lieu. Ainsi l'épaisseur trop considérable des enveloppes de l'ovaire ou de la coque de l'ovule, certains vices de position, l'adhérence trop forte du germe, l'excès ou le défaut de longueur de la trompe, sa direction vicieuse, l'oblitération de sa cavité, soit par le boursouflement de la muqueuse, soit par la présence de mucosités, soit par un état de spasme, une rupture de l'utérus, des affections variées des ovaires ou des trompes, etc., doivent être, dans une foule de cas, invoqués pour expliquer la grossesse extra-utérine. Mais ces dispositions ou nées avec l'individu, ou le résultat funeste de maladies antérieures, ne peuvent être reconnues, souvent même pas soupçonnées sur le vivant. A ces causes, dont l'anatomie rend si bien compte, mais auxquelles l'art ne peut rien, joindrons-nous les causes beaucoup plus hypothétiques que les auteurs ont indiquées? Ainsi presque tous répètent, avec Astruc, qu'il est d'observation que la grossesse extra-utérine est plus fréquente chez les femmes non mariées, surtout les filles et les veuves qui ont passé pour sages, parce que la crainte, la honte, le saisissement dont ces femmes sont affectées dans un embrassement illicite, y ont beaucoup de part. L'influence de ces causes, confirmée par quelques observations dues à Baudelocque, Lallemand, Guillemot, peut exister sans doute; mais combien de faits aussi qui viendraient l'infirmer! Enfin on a admis, comme cause externe occasionnelle de la grossesse extra-utérine, les coups, les chutes, toutes les violences extérieures ayant lieu peu de temps après l'imprégnation. Ne semble-t-il pas résulter de cette énumération que l'étiologie de la grossesse extra-utérine est encore fort obscure; que, d'une part, il est des causes certaines résidant dans les organes eux-mêmes, mais impossibles à reconnaître sur le vivant; que, de l'autre, certaines circonstances étrangères aux dispositions anatomiques peuvent faire concevoir la possibilité d'une grossesse extra-utérine, mais que, dans l'admission de leur influence, il y a plutôt une hypothèse assez plausible, qu'une vérité démontrée? N'en résulte-t-il pas, surtout, que la connaissance de ces causes, quelles qu'elles soient, n'a pas l'importance pratique que nous voudrions lui trouver, et que nous rencontrons heureusement dans l'étiologie d'un bon nombre d'affections?

Signes. — Deux questions sont à résoudre : 1° Peut-on, par des signes certains, distinguer la grossesse extra-utérine de la grossesse normale? 2° Peut-on distinguer entre elles les différentes espèces de grossesse extra-utérine?

1re QUESTION. — *Signes généraux de la grossesse extra-utérine.* — Les signes rationnels de la grossesse sont-ils, dans la grossesse extra-utérine, assez modifiés pour qu'il soit possible d'établir à leur aide un moyen diagnostique? Nous n'hésiterons pas à répondre négativement. La plupart de ces modifications, indiquées par quelques auteurs, sont équivoques, et par conséquent d'une assez mince valeur. Ainsi la persistance des règles, le plus important peut-être de ces signes, s'est rencontré bon nombre de fois pendant les premiers mois, quelquefois même pendant toute la durée des grossesses normales, et, d'autre part, la menstruation a cessé d'avoir lieu dans beaucoup de grossesses extra-utérines. Toutes les observations de Baudelocque sont dans ce cas. Le défaut d'augmentation de volume des mamelles, l'absence de sécrétion du lait n'est pas un signe plus valable; car nous y trouvons les mêmes variétés que dans la menstruation. Un résultat important, consigné par M. Dezeimeris, détruit complétement la valeur qu'on a voulu accorder à ces signes: c'est que, le plus ordinairement, ces deux fonctions (la menstruation et la sécrétion du lait), suivent les mêmes lois que dans la grossesse régulière. Que dire de cette pesanteur plus incommode, de cette gêne plus considérable, de cette douleur plus circonscrite, à laquelle M. Dezeimeris paraît d'ailleurs attacher une certaine importance, de ces sensations insolites, de ces troubles de la digestion, plus marqués, selon les uns, moins, selon les autres, tous signes qu'on a invoqués comme moyens de distinguer la grossesse extra-utérine? Mais la grossesse régulière n'en est-elle pas elle-même souvent accompagnée? Tout ce qui dépend de la sensibilité n'est-il pas trop variable, suivant les sujets et les circonstances, pour qu'il soit possible d'en faire la base d'un jugement solide? Que tous ces phénomènes servent d'avertissement au praticien, rien de mieux, sans doute; mais de leur présence, il ne saurait retirer actuellement aucun résultat diagnostique précis.

Mais, déjà prémuni par ces irrégularités sur la possibilité d'une grossesse extra-utérine, il peut, à l'aide du toucher, acquérir des notions précieuses, et s'élever à une certitude presque complète. Indiquer le toucher comme moyen diagnostique, c'est dire que cette certitude ne peut être acquise qu'à une époque déjà assez avancée de la grossesse, et tout au plus tôt vers la fin du troisième mois. Le toucher devra être pratiqué et par la région hypogastrique, et par le vagin, et par l'anus; il devra surtout être pratiqué à diverses reprises, et à des époques différentes. C'est ainsi seulement que le praticien pourra suivre avec une exactitude aussi entière que possible le développement du produit de la conception et de la cavité normale ou anormale qui lui a donné asile. L'exploration abdominale, le toucher par le vagin et le toucher anal exercés isolément ou simultanément, diversement combinés et répétés, selon les circonstances, lui permettront de bien circonscrire la tumeur, d'en apprécier le siége, les mouvements propres ou communiqués, de juger de l'état de la matrice et de son col, de la direction de l'un et de l'autre, du poids de l'organe gestateur, enfin de toutes les circonstances qu'il importe tant de bien déterminer dans toute espèce de grossesse.

Le premier et le plus simple des signes fournis par ces moyens, c'est la situation et la forme de la tumeur; dans les grossesses extra-utérines, le ventre s'élève plus rapidement, la tumeur dépasse assez vite le détroit marginal, mais, surtout, elle n'est jamais, comme dans la grossesse normale, régulièrement placée vers la ligne médiane : elle fait saillie dans l'un ou l'autre flanc, le gauche plus souvent que le droit, selon l'observation de Carus; et il est assez remarquable que les différentes maladies des trompes ou des ovaires affectent le même siége de prédilection. Relativement à ce développement de la tumeur sur les parties latérales plutôt que sur la ligne médiane, dans la grossesse extra-utérine, hâtons-nous de dire qu'il faut tenir compte des obliquités de l'utérus. Elles sont telles quelquefois, dans les grossesses les plus régulières, que l'organe gestateur est entièrement porté vers l'une des régions iliaques. Mais ici le toucher par le vagin permettrait d'éviter l'erreur, ou de rectifier le diagnostic. La tumeur due à une grossesse extra-utérine est plus inégale, bosselée, quelquefois variqueuse; les différentes positions et les mouvements actifs du fœtus, quand ils ont lieu, y sont perçus, en général, plus facilement, et comme à travers une enveloppe plus mince, bien que les parois du ventre aient conservé leur épaisseur naturelle; enfin, dans un certain nombre de cas, il est possible de distinguer deux tumeurs plus ou moins complétement séparées, formées, l'une, par la matrice, l'autre, par le kyste anormal.

Quel est l'état de l'utérus dans la grossesse extra-utérine, et cet état permet-il d'établir un diagnostic certain? Relativement à ce signe, il existe entre M. le professeur Velpeau et M. Dezeimeris une dissidence profonde. Ainsi M. Velpeau regarde comme fort rare que la matrice augmente de volume dans les grossesses extra-utérines, et il le nie à peu près pour celles de ces grossesses dans lesquelles le kyste fœtal n'est pas dans la trompe et ne tient pas à l'utérus. M. Dezeimeris soutient, au contraire, que la matrice acquiert généralement, sinon d'une manière absolument constante, tous les caractères qui sont propres à l'état de gravidité, qu'elle se développe au point de pouvoir égaler, dans certains cas, un utérus au troisième ou au quatrième mois de la grossesse, que sa cavité est agrandie, que des matières pseudo-membraneuses, susceptibles d'être expulsées, y sont renfermées (ce que ne nie pas M. Velpeau, car il admet dans beaucoup de cas la présence d'une sorte de membrane anhyste), que son tissu est beaucoup plus pénétré de sang que dans l'état de vacuité, qu'il y a, en un mot, toutes les conditions requises pour un véritable travail, et même à un degré supérieur à ce qui s'observe dans des cas d'avortement précoce, conditions d'où résultent des phénomènes qui deviennent facilement explicables, à savoir, l'écoulement des mucosités glaireuses par les parties génitales, l'ouverture et l'agrandissement plus ou moins considérable du col utérin, l'écoulement du sang, pouvant aller jusqu'au degré d'une violente hémorrhagie, l'expulsion d'une substance tomenteuse, d'une caduque assez développée dans certains cas pour avoir été prise pour un placenta. Ces faits, invoqués comme explication du faux travail d'expulsion qui s'observe si souvent dans les grossesses extra-utérines, s'appliquent naturellement à l'étude des signes que nous devons apprécier. S'il en est ainsi que M. Dezeimeris l'annonce, la considération de l'état de la matrice et de son col perdrait beaucoup de sa valeur dans le diagnostic de la grossesse extra-utérine; mais il n'en resterait pas moins que, dans les cas où la matrice n'aurait éprouvé qu'un médiocre développement, où son col aurait conservé sa longueur, la grossesse extra-utérine pourrait être distinguée de la grossesse normale. Le ballottement, en général, donnerait, dans ces cas, un signe négatif sur la valeur duquel pourtant, au dire même de M. Velpeau, on ne devrait pas se prononcer avec certitude, car, dans plusieurs circonstances, il n'a pas été impossible de le déterminer dans la grossesse extra-utérine quand le kyste fœtal était adhérent à la matrice.

Dans cette appréciation difficile des signes tirés de l'état de l'utérus et de son col, nous avouerons notre embarras : il nous est impossible de nous prononcer définitivement sur leur valeur, si différemment appréciée par deux auteurs également recommandables, et nous ne saurions que désirer vivement d'avoir par devers nous des faits en assez grand nombre pour asseoir un jugement bien fondé.

Dans les cas où le kyste fœtal viendrait se fixer dans l'excavation recto-vaginale, et cela serait le plus ordinaire, suivant M. Velpeau, la proéminence du kyste, et dans le haut du vagin, et dans le rectum, en rendrait le diagnostic assez facile par le toucher pratiqué dans l'un et l'autre conduit; toutefois, ici, il y aurait lieu à la méprise, et cette espèce de grossesse pourrait en imposer pour une rétroversion. Le seul moyen d'éviter l'erreur serait, selon M. Velpeau, la considération de la position du col de l'utérus. Dans la rétroversion, le museau de tanche est tout à fait relevé et dirigé en avant ; dans le cas de grossesse extra-utérine, il est repoussé au-dessus du pubis avec la matrice, qu'on trouve par l'exploration hypogastrique, et il continue le plus souvent de regarder en bas. Enfin, aux signes fournis par le toucher, quelquefois pourront se joindre ceux que donne l'auscultation. Le double battement du cœur du fœtus et le bruit dit souffle placentaire, perçus dans une région insolite, viendront parfois éclairer le diagnostic.

En résumé, les signes de la grossesse extra-utérine, mais seulement ceux que procure l'exploration attentive et répétée des organes, offrent une grande valeur : ils permettent, dans presque tous les cas, à l'observateur habile et attentif, d'affirmer avec certitude que la grossesse n'est pas normale. Ajoutons enfin qu'un dernier caractère propre à toutes les espèces de grossesse extra-utérine viendra quelquefois mettre le sceau au jugement qu'il aura porté ; nous voulons parler de la possibilité d'une ou même de plusieurs grossesses régulières, se développant pendant l'existence d'une grossesse extra-utérine : des faits cités par les différents auteurs mettent hors de doute cette possibilité, que la raison d'ailleurs admet facilement.

IIe QUESTION. — *Signes particuliers et propres à chaque espèce de grossesse extra-utérine.* — Le siége de la douleur ou de la gêne particulière qu'on a attribuée à la grossesse extra-utérine, la situation de la tumeur, sa mobilité variable, l'étendue plus ou moins considérable, et la perception plus ou moins facile des mouvements actifs du fœtus, le poids plus ou moins grand de la matrice, sa mobilité ou son immobilité, peuvent-ils, dans tous les cas, permettre de déterminer le siége précis de la grossesse extra-utérine, de prononcer si le kyste fœtal occupe la trompe ou quelque point de l'abdomen, ou le tissu même de l'organe gestateur ? Non assurément : tous ces prétendus signes pourront, dans certains cas, rendre probable telle grossesse plutôt que telle autre ; mais, ainsi que le proclame M. Velpeau, ils sont trop incertains pour mériter la moindre confiance ; et à propos du diagnostic des différentes espèces de grossesses extra-utérines, nous ne pouvons mieux terminer qu'en empruntant cette proposition du professeur : « Puisque, sur le cadavre, on peut à peine décider, le scalpel à la main, si l'œuf a son siége dans la trompe ou l'ovaire plutôt que dans le péritoine, il serait en quelque sorte ridicule de vouloir en obtenir la certitude sur la femme vivante. »

Terminaisons. — Rien de plus vague et de plus varié, comme le fait observer M. Dezeimeris, que la terminaison des grossesses extra-utérines prises en général ; rien de plus difficile, par conséquent, que d'embrasser des généralités sous le rapport des terminaisons, et de poser des lois bien déterminées. On conçoit combien de circonstances peuvent les faire varier. Nous devons donc nous contenter d'énumérer les diverses manières dont elles peuvent avoir lieu; toutefois, pour mettre de l'ordre dans cette énumération, nous diviserons, avec M. Velpeau, ce que nous avons à dire sur les terminaisons des grossesses extra-utérines en deux chefs principaux, qui se rapportent : 1° à la mort du fœtus; 2° à la rupture du kyste anormal qui le contient.

1° *Mort du fœtus.* — A quelle époque le fœtus cesse-t-il de vivre dans les grossesses extra-utérines? Cette question n'est pas soluble d'une manière générale, et quoiqu'on ait dit qu'il est rare que le fœtus vive au delà du troisième ou du quatrième mois, il faut admettre, d'après l'autorité de faits assez nombreux et authentiques, que, dans la grossesse abdominale surtout, sa vie peut se prolonger au delà de ce terme, et même jusqu'au terme naturel de la gestation. Il y a plus, quelques exemples rares prouvent qu'elle a pu le dépasser, et que le fœtus a pu se développer notablement après les neuf mois de gestation, comme le démontrait l'état du squelette. Ces faits trouvent une explication assez satisfaisante pour la grossesse abdominale, où le produit de la conception, plus à l'aise, pour ainsi dire, s'est créé, au milieu de parties peu résistantes, un domicile commode et des matériaux suffisants de nutrition. Il serait bien plus difficile de concevoir de pareils faits dans les cas de grossesse de la trompe, ou du tissu même de l'utérus, car la rupture du kyste, qui entraîne presque nécessairement la mort du fœtus, et qui souvent la suppose, devrait avoir lieu avant qu'il eût pu acquérir un développement très-considérable. Nous admettrons donc, en thèse générale, que la vie du fœtus ne se prolonge pas au delà du quatrième mois, tout en faisant les réserves que nous venons de dire. Quelle que soit la cause de la mort du fœtus, nutrition insuffisante ou inflammation du kyste, voici ce qui advient: dans certains cas, il y a absorption du liquide au milieu duquel le fœtus est plongé; celui-ci se condense, se durcit, subit une sorte de pétrification ou de momification, ou bien une transformation adipocireuse; il devient analogue au gras de cadavre. Le kyste lui-même, suivant une loi physiologique bien connue, se contracte sur le fœtus transformé; il s'épaissit, subit toutes les modifications intermédiaires de tissu, qui, de l'état de tissu cellulaire plus ou moins bien organisé, peuvent le faire passer à un état véritablement osseux; il résulte de cette transformation, et du fœtus et de son kyste, une masse qui peut impunément rester au sein de l'organisme pendant un temps indéfini. C'est là le cas de ces grossesses qui ont duré vingt, trente, quarante, et même cinquante ans, sans trouble notable des fonctions, et même sans danger immédiat pour la femme. Dans d'autres circonstances, beaucoup moins heureuses, le kyste, frappé d'inflammation, se transforme en un foyer purulent; la putréfaction s'empare du fœtus; il se divise et se décompose, et le produit de cette inflammation et de cette putréfaction se fraye vers l'extérieur, non sans un grand danger pour la femme, des voies d'élimination fort variées, et quelquefois véritablement merveilleuses. Tantôt le kyste s'ouvre dans une cavité muqueuse, tantôt directement au dehors, ou bien immédiatement dans le péritoine. Le gros intestin, l'estomac, la vessie, la partie supérieure et postérieure du vagin, les différents points de la surface cutanée abdominale, surtout vers l'ombilic, ou des surfaces cutanées voisines, fournissent à ses débris une issue plus ou moins facile, fréquemment fistuleuse, et à laquelle l'art peut, dans beaucoup de circonstances, venir en aide. M. Velpeau a noté que c'est par le canal digestif que l'expulsion a lieu le plus ordinairement. Dans un troisième cas, enfin, le produit de la conception devient l'origine d'une hydropisie enkystée quelquefois très-considérable. Un fait bien remarquable, qui se rattache à l'histoire des terminaisons de la grossesse extra-utérine, a été observé assez fréquemment: c'est le faux travail d'expulsion qui s'opère au terme normal de la gestation. Ce travail, qu'il n'est pas très-facile d'expliquer, si l'on n'adopte pas les idées de M. Dezeimeris sur l'état de l'utérus dans l'espèce de grossesse qui nous occupe, s'est même, dans certaines circonstances, renouvelé plusieurs fois. En admettant que les contractions de la matrice y soient pour la plus grande part, le kyste fœtal y est-il complétement étranger? sa rupture ne pourrait-elle pas en être quelquefois le résultat? Nous n'osons guère présenter ces idées que sous forme de questions.

2° *Rupture du kyste.* — Cet accident, terminaison trop fréquente de la grossesse extra-utérine, n'est pas également fréquent dans toutes les espèces. Rencontré dans la grossesse abdominale, aussi bien que dans les deux autres, c'est dans la grossesse tubaire qu'il s'observe le plus communément. M. Velpeau trouve la raison de cette fréquence dans le peu d'épaisseur des parois de la trompe qui, tout extensibles qu'elles sont, ne sauraient fournir à l'excessive ampliation que détermine l'accroissement du fœtus au delà du quatrième mois. Il en résulterait que, de toute nécessité, la grossesse tubaire devrait, à cette époque, se terminer par la rupture du kyste; mais cette conclusion si absolue nous paraît un peu infirmée, et par le fait emprunté à Vassal, et cité par les auteurs, d'une hydropisie enkystée, suite de grossesse tubaire, où la trompe, énormément dilatée, contenait jusqu'à cent cinquante livres de liquide, et par l'exemple d'une grossesse tubaire régulièrement développée jusqu'au neuvième mois, observée par Saxtorph, de Copenhague, et rapportée par M. Dezeimeris. Quoiqu'il en soit de l'époque à laquelle la rupture du kyste a lieu, les accidents que cette rupture détermine varient selon qu'elle se fait instantanément, et à la suite d'une violence extérieure, d'un coup, d'une chute, d'un effort, ou d'une cause occasionnelle moins évidente, ou bien qu'elle résulte d'un travail préalable d'inflammation, et dans le kyste et dans les parties circonvoisines; selon qu'elle a lieu à la surface d'une muqueuse, ou dans le péritoine. Dans ce dernier cas, si la rupture est instantanée, et non précédée d'un travail inflammatoire local qui ait établi de salutaires adhérences, les accidents sont foudroyants. Les symptômes bien connus d'un épanchement peuvent enlever la femme en quelques heures, ou bien ceux d'une violente péritonite ne lui laissent guère plus de temps à souffrir. Mais si la rupture est la suite d'une inflammation, elle a été préparée, pour ainsi dire ; presque constamment des adhérences se sont établies avec les organes voisins ; l'épanchement est nécessairement plus circonscrit. Les symptômes primitifs sont quelquefois très-redoutables encore, mais laissent heureusement une grande prise aux efforts de l'art ; puis des symptômes consécutifs déterminés par l'abondance de la suppuration, par la présence au sein de l'économie d'un foyer d'infection, se développent à leur tour. Ceux-ci, non immédiatement mortels, n'en sont pas moins à craindre, et peuvent entraîner la perte de la femme après un temps plus ou moins long. Ici encore les ressources de la nature, aidée par l'art, sont quelquefois bien puissantes, et peuvent amener une convalescence inespérée à la suite de troubles si redoutables. De cette étude des terminaisons de la grossesse extra-utérine, il résulte que ces terminaisons spontanées sont accompagnées des plus grands dangers pour la mère. Quant à l'enfant, nous sommes d'accord avec la plupart des auteurs, en regardant sa perte comme à peu près certaine dans les cas de grossesse extra-utérine. Ce que nous avons dit de l'époque à laquelle a lieu, en général, la mort du fœtus et la rupture du kyste, démontre que, dans la majorité des cas, les secours de l'art ne pourraient guère lui être utiles, puisqu'ils devraient lui être appliqués à une époque où il n'est certainement pas viable.

III.

Des muscles qui concourent au mouvement d'expiration.

La fonction de la respiration, étudiée dans ce qu'elle a de purement mécanique, s'accomplit par deux mouvements, dont le but et les moyens sont tout à fait inverses, l'inspiration et l'expiration. Le premier de ces actes diffère beaucoup du second, selon la plupart des physiologistes. L'inspiration, toujours active, est constamment le résultat du jeu des puissances musculaires. L'expiration, qu'on pourrait à peine nommer un acte, s'il est vrai qu'elle est presque constamment passive, ne serait, dans l'état de repos parfait, que le résultat de la cessation d'action de ces mêmes puissances; et dans les cas mêmes où ce retour, cette cessation d'action est insuffisante pour produire l'expiration, les muscles qui l'accomplissent sont moins nombreux que les puissances inspiratrices. Le mécanisme de l'expiration devra donc nous présenter à étudier, et ce qu'elle est dans l'état ordinaire, c'est-à-dire, quand elle est ou qu'elle paraît purement passive, et ce qu'elle est dans les cas où la puissance musculaire la produit. Dans le premier cas, les côtes, qui, par un mouvement d'élévation et de torsion, ont dirigé en haut, et en avant, leur extrémité antérieure, entraînant le sternum en avant, reviennent, par l'élasticité de leur portion cartilagineuse, à leur position primitive, ainsi que le sternum, auquel elles sont fixées; les diamètres antéro-postérieur et transverse de la poitrine reprennent les dimensions qu'ils avaient avant l'inspiration. D'autre part, le diaphragme cesse de se contracter : il est repoussé par les viscères abdominaux, sur lesquels réagissent les muscles larges de l'abdomen; le diamètre vertical, dont l'agrandissement était un des faits les plus importants de l'acte d'inspiration, reprend donc également ses dimensions: l'expiration est opérée. Nous n'avons pas à nous occuper ici de l'action propre du poumon, si importante dans le mécanisme de l'expiration, ainsi que des fibres de Reissessen, dont l'existence a été mise hors de contestation. Mais quelle est ici l'action des muscles de l'abdomen? Les parois abdominales pressent-elles sur les viscères par simple retour et élasticité, ou bien entrent-elles en contraction? Malgré les expériences qui démontrent que l'expiration peut avoir lieu indépendamment de l'action contractile de ces parois, puisqu'elle s'est accomplie le ventre étant ouvert, nous croyons difficile d'admettre d'une manière absolue qu'elle soit entièrement passive, même dans l'état habituel; et si l'élasticité des cartilages costaux, si la cessation d'action du diaphragme, phénomènes purement passifs, concourent réellement à l'expiration, nous ne regardons pas comme moins vrai que les muscles larges de l'abdomen se contractent, même dans les expirations ordinaires, pour agir médiatement sur la cloison musculaire qui sépare l'abdomen du thorax. Nous mettrons donc au premier rang des muscles expirateurs, le grand et le petit oblique, le transverse et le droit abdominaux. Dans le second cas, c'est-à-dire quand l'expiration est réellement et évidemment active, ces mêmes muscles agissent, et par la pression sur les viscères, et par le mouvement en dedans et en bas qu'ils impriment à la base du thorax. Le triangulaire du sternnm, le carré des lombes, le sacro-lombaire, le petit dentelé postérieur, et inférieur ont tous une action commune, celle d'abaisser les côtes, et par conséquent, doivent être considérés comme des muscles expirateurs. Enfin, en admettant la théorie de Haller, les muscles intercostaux, tant externes qu'internes, compléteront l'ensemble des muscles expirateurs.

IV.

Comment reconnaître le sel ammoniac mélangé avec la matière des vomissements?

Le sel ammoniac (hydrochlorate d'ammoniaque), mêlé à la matière des vomissements dans laquelle il est en dissolution, pourrait y être reconnu par le nitrate d'argent, qui donnerait un précipité blanc noircissant à l'air, caillebotté, lourd, de chlorure d'argent insoluble dans l'eau et l'acide nitrique, soluble dans l'ammoniaque et par la chaux, qui déterminerait un dégagement d'ammoniaque. Les deux éléments du sel ammoniac étant ainsi démontrés dans le liquide suspect, il semble que la question soit complétement résolue Mais ni la présence de l'acide hydrochlorique, démontrée par le premier réactif, ni celle de l'ammoniaque, prouvée par le second, ne suffisent pour affirmer que l'hydrochlorate d'ammoniaque était contenu dans le liquide vomi. En effet, les matières contenues dans le tube digestif renferment constamment, sinon de l'acide hydrochlorique libre, au moins différents chlorures, et notamment du chlorure de sodium, et il est rare qu'elles ne renferment pas aussi de l'ammoniaque en diverses combinaisons. Il faut donc nécessairement retrouver le sel ammoniac lui-même, et non plus seulement ses éléments : pour cela, on concentrera les matières suspectes par une évaporation assez douce pour que le sel ne se volatilise pas. Le résultat de cette évaporation, poussée jusqu'à siccité, sera ensuite soumis à la sublimation; le sel ammoniac volatil se sublimera, et sera reconnaissable alors à ses propriétés physiques et chimiques, c'est-à-dire qu'il sera solide, blanc, inodore, légèrement élastique et ductile, sans action sur le sirop de violettes; sur des charbons ardents, il se volatilisera avec une fumée épaisse et piquante. Trituré avec de la chaux vive ou de la potasse, il se décomposera, et laissera dégager l'ammoniaque. Enfin sa solution dans l'eau donnera, avec le nitrate d'argent, le précipité de chlorure d'argent dont nous avons parlé; cette même dissolution concentrée précipitera l'hydrochlorate de platine en jaune-serin.

PROPOSITIONS EXTRAITES DE LA PRATIQUE

DE L'HOTEL-DIEU DE ROUEN.

I.

Dans la pneumonie, l'administration du tartre stibié à dose vomitive détermine le plus ordinairement une révolution rapide et une convalescence de bon aloi.

II.

L'emploi prématuré du sulfate de quinine fait de ce médicament précieux un remède souvent inutile, sinon nuisible. Il importe de ne pas oublier que c'est purement un anti-périodique, et qu'à ce titre il s'attaque à la forme plutôt qu'au fond même de la maladie.

III.

Dans les cas de hernie étranglée, une certaine temporisation n'est pas toujours hors de propos.

IV.

Dans les abcès froids, les grandes incisions, aidées d'un pansement légèrement irritant, ont l'avantage de modifier l'inflammation, et de la ramener à un type franchement aigu.

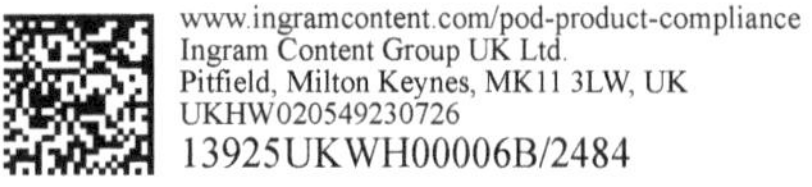

www.ingramcontent.com/pod-product-compliance
Ingram Content Group UK Ltd.
Pitfield, Milton Keynes, MK11 3LW, UK
UKHW020549230726
13925UKWH00006B/2484